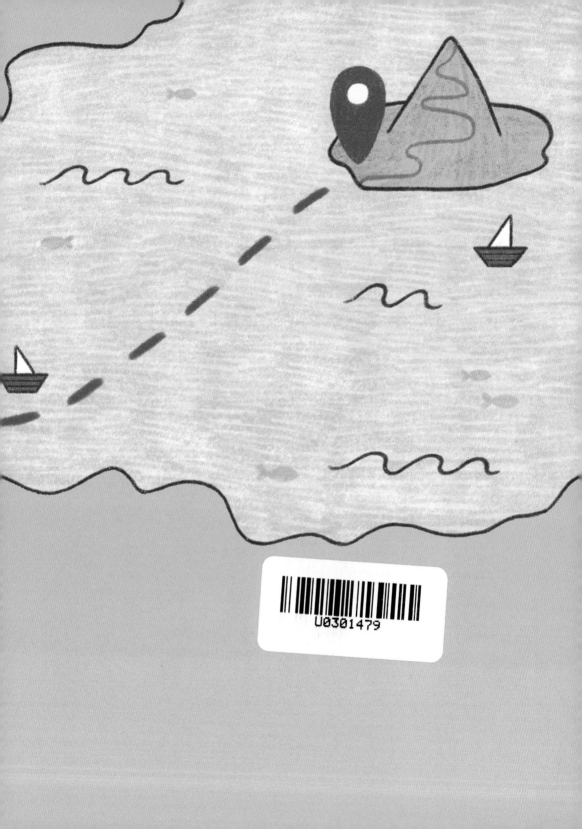

U0301479

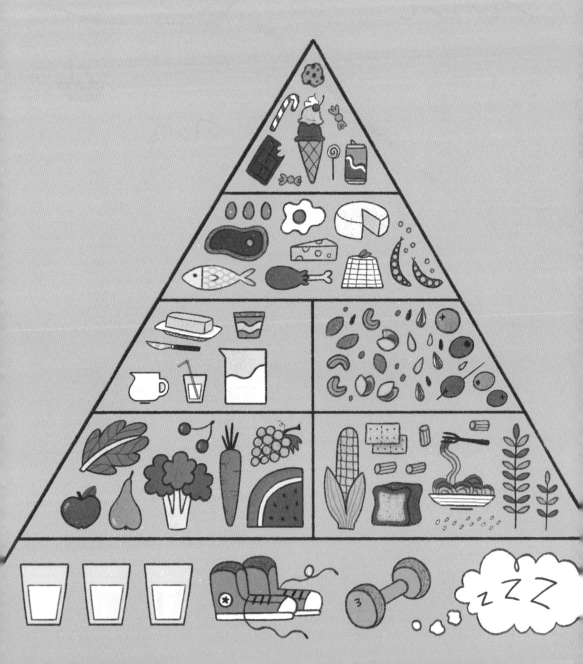

跟孩子聊聊
营养学

[意] 安德烈亚·拉普罗维特拉　著

[意] 阿涅塞·纳西西　绘

刘畇　译

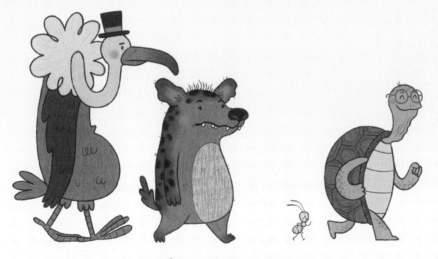

江苏凤凰科学技术出版社 · 南京

L'alimentazione spiegata ai bambini

©BeccoGiallo S.r.l. for the original Italian edition, 2021

The simplified Chinese translation right arranged through Am-Book and Rightol Media （本书中文简体版权经由锐拓传媒旗下小锐取得）

江苏省版权局著作权合同登记　图字：10-2024-135 号

图书在版编目（CIP）数据

跟孩子聊聊营养学 / (意) 安德烈亚·拉普罗维特拉
著；(意) 阿涅塞·纳西西绘；刘畇译. -- 南京：江
苏凤凰科学技术出版社，2024. 11. -- ISBN 978-7-5713
-4649-2

Ⅰ. R151-49

中国国家版本馆CIP数据核字第2024HG0253号

跟孩子聊聊营养学

著　　　者	[意]安德烈亚·拉普罗维特拉	
绘　　　者	[意]阿涅塞·纳西西	
译　　　者	刘　畇	
责 任 编 辑	汤景清	
责 任 设 计	蒋佳佳	
责 任 校 对	仲　敏	
责 任 监 制	方　晨	

出 版 发 行	江苏凤凰科学技术出版社
出版社地址	南京市湖南路 1 号 A 楼，邮编：210009
出版社网址	http://www.pspress.cn
印　　　刷	文畅阁印刷有限公司

开　　　本	718 mm × 1 000 mm　1/16
印　　　张	3.5
插　　　页	4
字　　　数	35 000
版　　　次	2024年11月第1版
印　　　次	2024年11月第1次印刷

标 准 书 号	ISBN 978-7-5713-4649-2
定　　　价	39.80元（精）

图书如有印装质量问题，可随时向我社印务部调换。

希望每一个阅读本书的人都能收获一个好胃口，在良好饮食习惯的陪伴下，拥有健康的体魄和光明的未来。

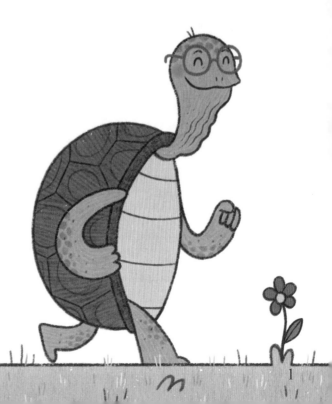

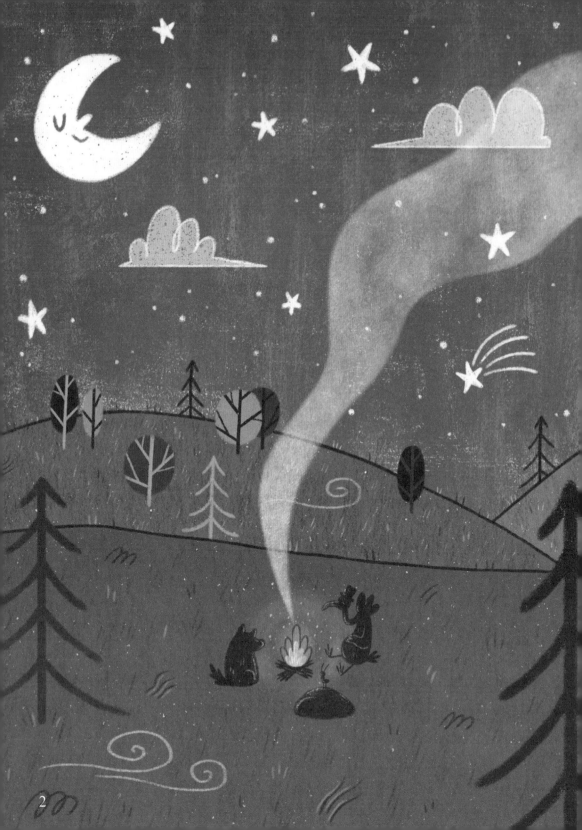

如果这是一本童话书，你会在这一页读到："很久很久以前……"但是，接下来我要说的事情都是真实发生的，没准此刻正在发生，一群特别的小动物正围坐在一堆篝火旁边……

这三只小动物的周围都有什么呢？有一闪一闪的星星，有风，还有几块奇怪的小石头。

这三只小动物都很古怪（说真的，又有谁不是与众不同的呢？就算人也一样），全世界都知道，他们三个的胃口大得不得了！

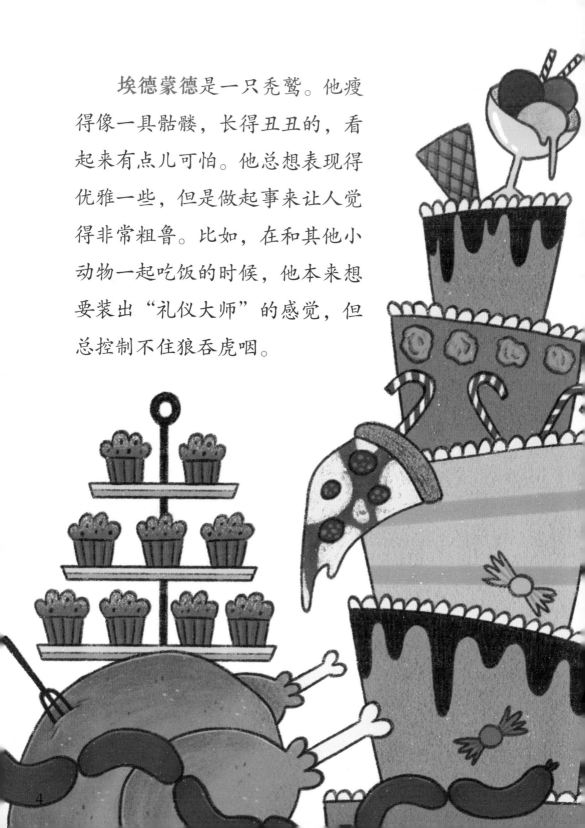

埃德蒙德是一只秃鹫。他瘦得像一具骷髅，长得丑丑的，看起来有点儿可怕。他总想表现得优雅一些，但是做起事来让人觉得非常粗鲁。比如，在和其他小动物一起吃饭的时候，他本来想要装出"礼仪大师"的感觉，但总控制不住狼吞虎咽。

秃鹫

　　又称狗头鹫、座山雕，一种猛禽，主要以腐尸为食，在极少数情况下会主动捕捉活物。体长 1~1.4 米，体重 7~12 千克，翼展 2 米以上。栖息在海拔 300~5000 米的丘陵、山地，多见于干旱和半干旱草原。

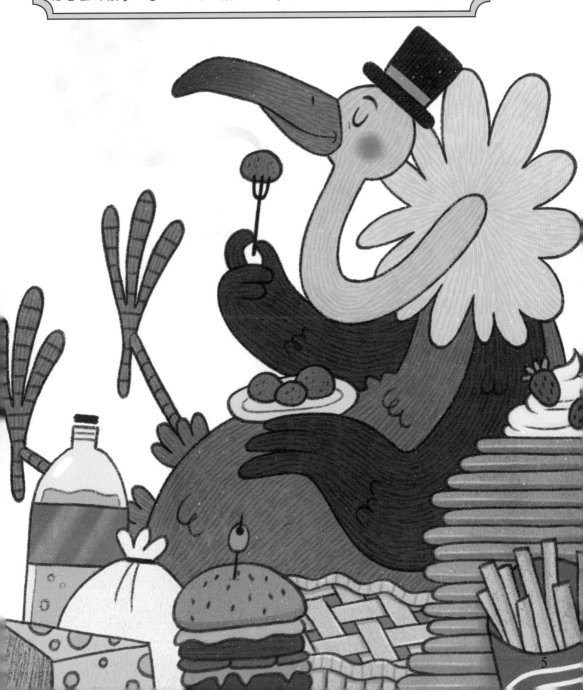

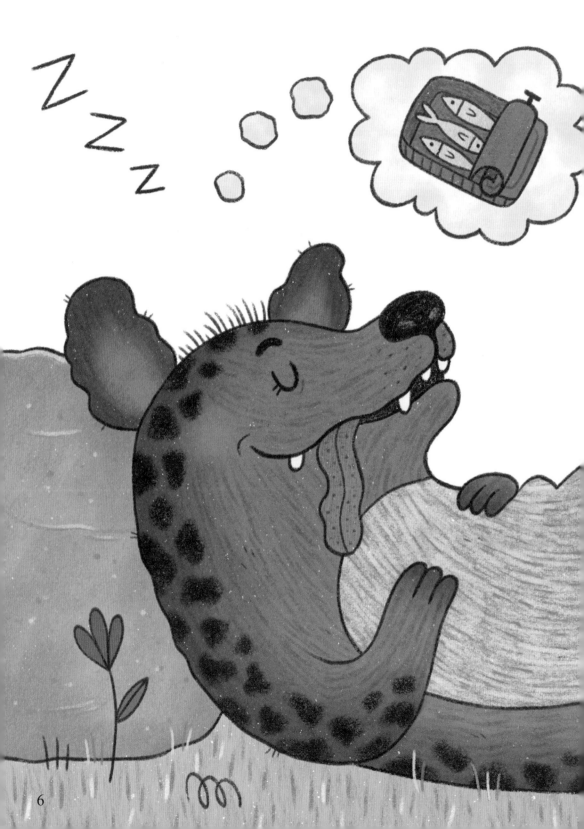

奥内拉是一只开朗的斑鬣狗，她总是笑嘻嘻的。她还是一名社会活动家，觉得鬣狗们遭到了人类不公平的对待，因为她发现，在人类的评价中，鬣狗在动物届的地位可不高。奥内拉经常一边流浪一边觅食，不请自来地参加一些"宴会"。她很懒，还患有高血压病，奥内拉的生活方式实在不值得肯定。

动物档案

斑鬣狗

又称斑点鬣狗、斑点土狼，是非洲大草原上凶悍的"清道夫"，常吃兽类尸体的肉，咬合力超强，甚至能咬碎骨头并吸取骨髓。

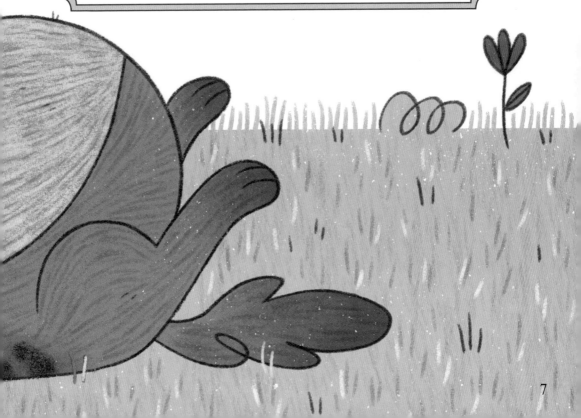

比安卡是一只……白蚁。

实际上，她的全名叫比安卡123456789，意思是，比安卡是爸爸妈妈的第123456789个孩子。

这个名字确实取得有点儿草率，但是比安卡的父母有上亿个孩子，所以他们没有心思给每个孩子都取一个独一无二的名字。

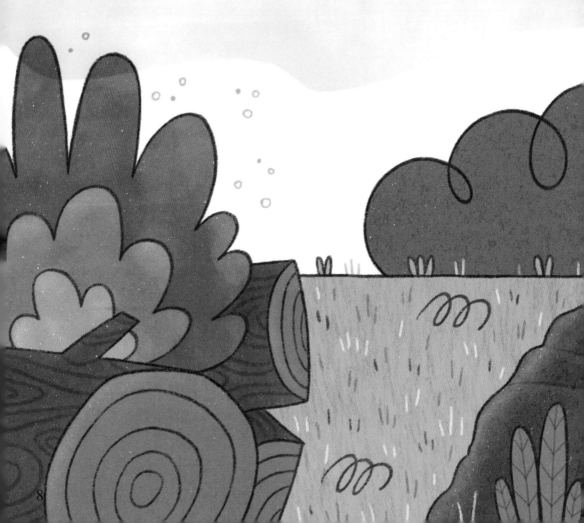

白蚁

　　是地球上最原始的群居性昆虫之一，距今已有约 2.5 亿年的历史。白蚁具有广泛的食性，植物的果实、叶片，坚硬的木头和动物尸体等都可以成为它们的食物。

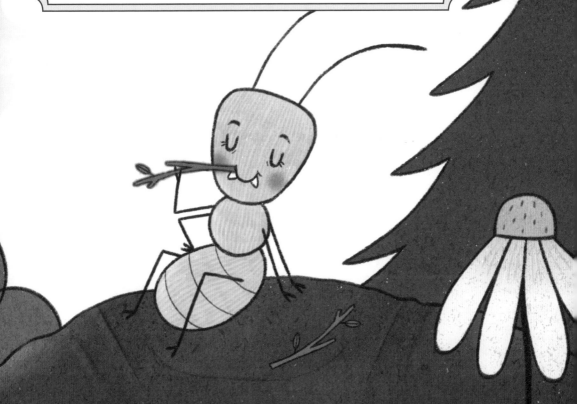

　　比安卡有一对非常有力的大颚，可以咬断非常坚硬的东西。比安卡最喜欢的食物是被太阳晒过的木头。

　　她现在正坐在篝火旁的一块大石头上，手里抱着一根在地上找到的小木棍，时不时啃上一口当作零食。

这三个奇奇怪怪的好朋友，每个星期都要聚会，聊一聊他们最感兴趣的东西——好吃的食物。

他们三个看上去不好相处，其实，他们都很善良，但是他们的饮食习惯简直糟透了。

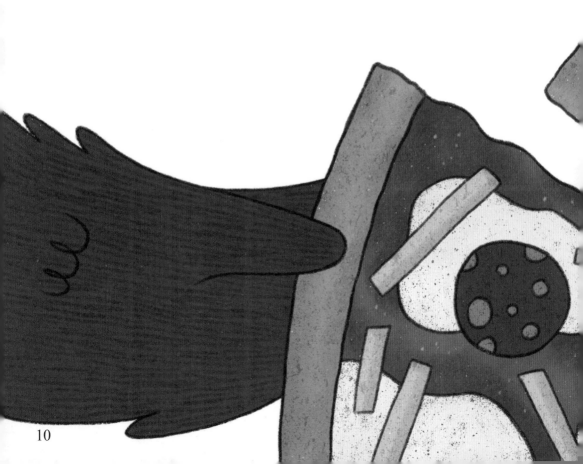

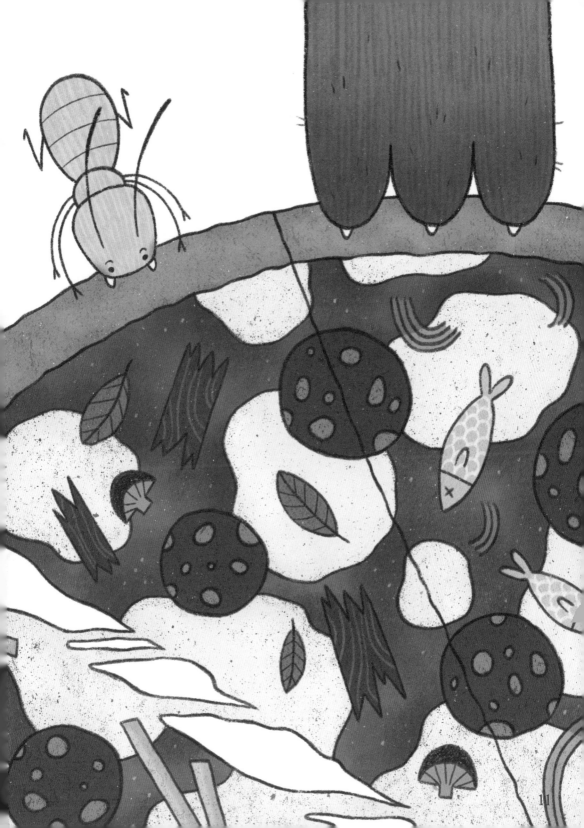

"啊！我亲爱的朋友们！今天晚上的景色多么美啊！当我和你们待在一起的时候，我就会忘记悲伤，忘记所有不开心的事情！"秃鹫埃德蒙德说道。他说话的时候真像演员在念台词。

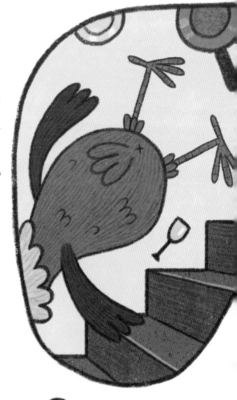

"你还好吗，埃德蒙德，你遇到什么困难了吗？"斑鬣狗奥内拉问道。

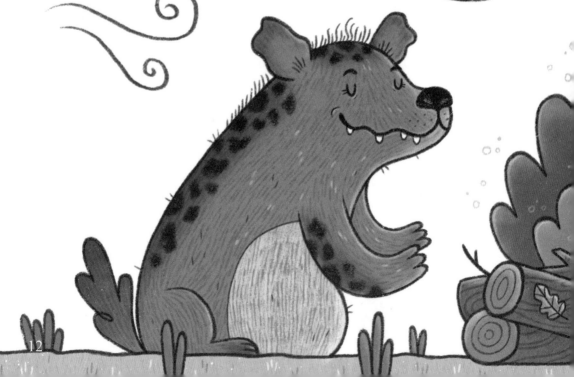

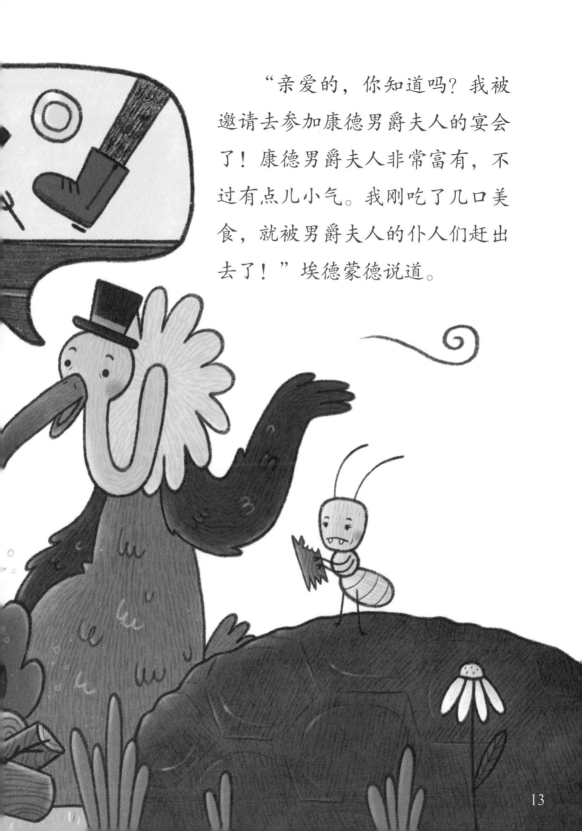

"亲爱的，你知道吗？我被邀请去参加康德男爵夫人的宴会了！康德男爵夫人非常富有，不过有点儿小气。我刚吃了几口美食，就被男爵夫人的仆人们赶出去了！"埃德蒙德说道。

"怎么会这样呢？"比安卡问道，她正忙着啃一块木头（据她说，这块木头有五谷杂粮的味道）。

　　"我也想不明白！那个时候我刚走到第三个餐台……"埃德蒙德明显有点儿难过。

　　"第三个餐台？你才刚刚吃完开胃菜……男爵夫人也太不讲道理了吧！"奥内拉替埃德蒙德打抱不平。

　　"就是嘛！"埃德蒙德说完，打了一个很响亮的嗝，看来他并不像自己说的那样没吃饱。

　　"哎哟！你吃得很满意嘛！"奥内拉说道，她觉得秃鹫朋友打嗝的样子很帅。

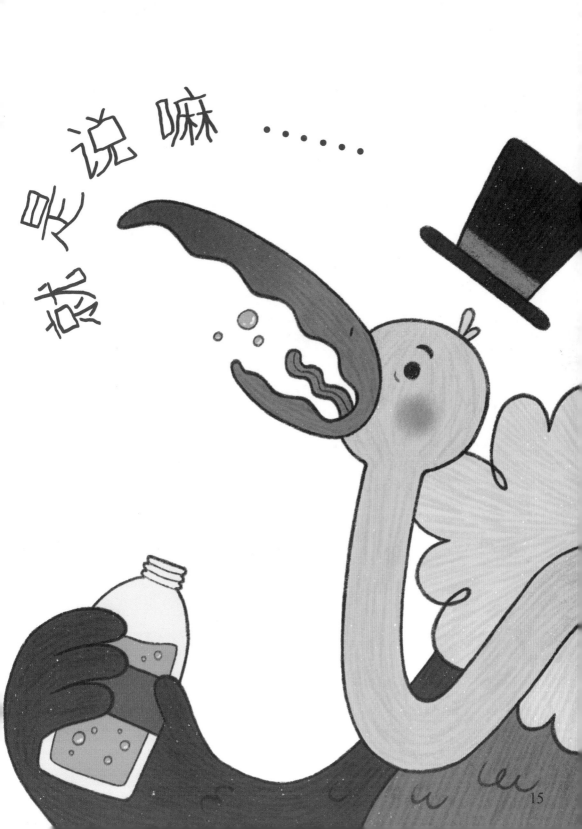

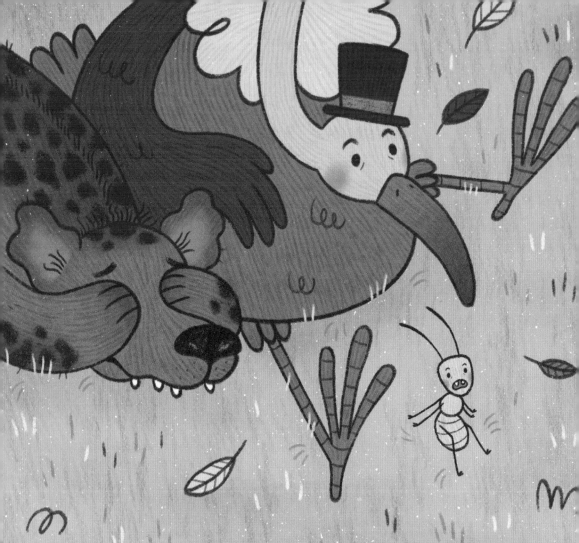

　　"可我还没吃饱呢！我还想再来几块美味的
木头。"

　　比安卡话音刚落，她坐的"大石头"突然
抖动起来。小白蚁比安卡害怕地跑到一边，
三只小动物惊奇地看着这块石头，它突然活
了过来，开始动起来！

在度过惊心动魄的几秒之后，三个好朋友看到，这块大石头变成了一只巨大的……乌龟！

原来，比安卡刚才坐的大石头，是一只戴着眼镜的乌龟。

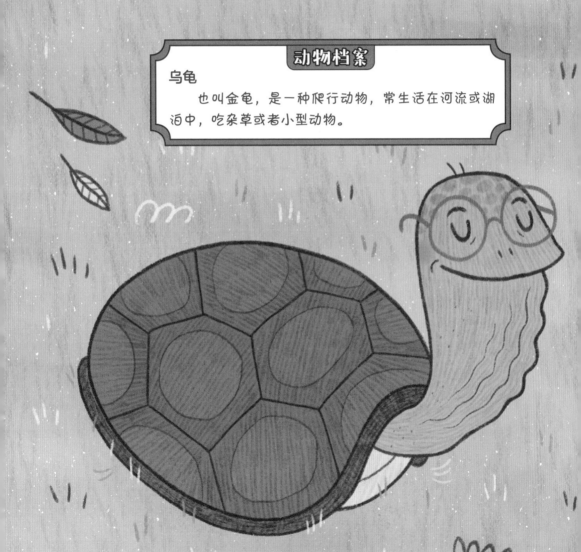

动物档案

乌龟

　　也叫金龟，是一种爬行动物，常生活在河流或湖泊中，吃杂草或者小型动物。

"你是谁？"比安卡问道，她已经不害怕了，又抱着她的小木头啃了起来。

"请允许我介绍一下自己：我叫维多鲁格，我是一只乌龟。我不小心听到了你们关于……食物的谈话。希望我说的话不会惹你们生气，但是我觉得，你们的饮食习惯真的很糟糕。"

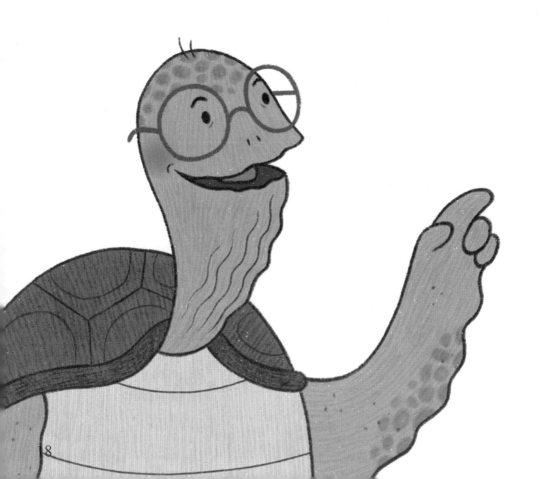

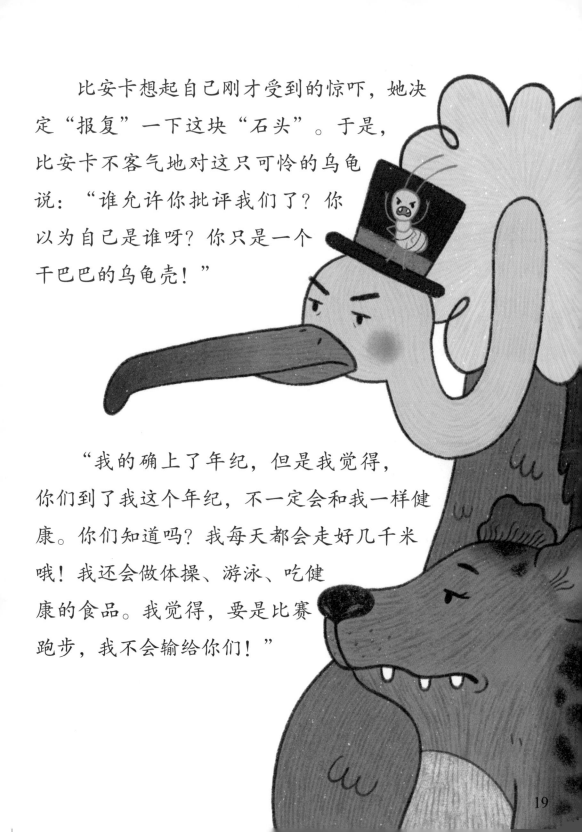

　　比安卡想起自己刚才受到的惊吓，她决定"报复"一下这块"石头"。于是，比安卡不客气地对这只可怜的乌龟说："谁允许你批评我们了？你以为自己是谁呀？你只是一个干巴巴的乌龟壳！"

　　"我的确上了年纪，但是我觉得，你们到了我这个年纪，不一定会和我一样健康。你们知道吗？我每天都会走好几千米哦！我还会做体操、游泳、吃健康的食品。我觉得，要是比赛跑步，我不会输给你们！"

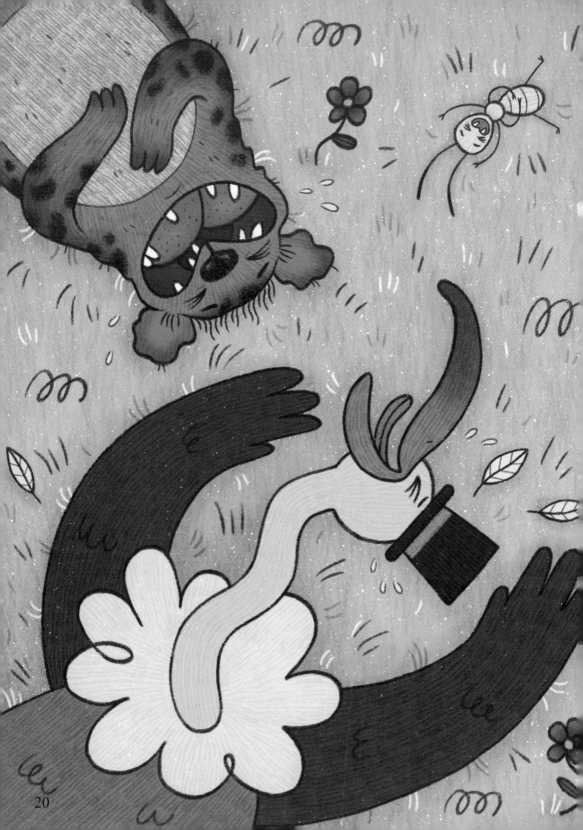

埃德蒙德、奥内拉和比安卡默默地互相看了一会儿，然后，他们爆发出巨大的笑声。

"哈哈哈哈哈！这可真是太有趣了！"埃德蒙德笑得倒在了地上。

"我的天哪！一只走路都晃的老乌龟，居然想和我们赛跑，这真是太好笑了！"奥内拉说道，她笑得满脸通红。

"笑吧，尽管笑。如果你们这么自信，那为什么不接受我的挑战呢？"维多鲁格平静地问道。

"好吧，老爷爷，那我们接受你的挑战，反正我们闲着也是闲着！"埃德蒙德自信地接受了挑战。

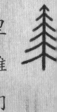

　　"棒极了！那么我们的比赛路线是：先到达鲜食湾，然后穿过地中海，最终到达饮食岛。顺便说一下，岛上有一座饮食金字塔，也许你们能从那里学会怎么吃得更健康、生活得更幸福……"乌龟维多鲁格说着，眨了眨眼，朝着那三位大胃王朋友们指了指。

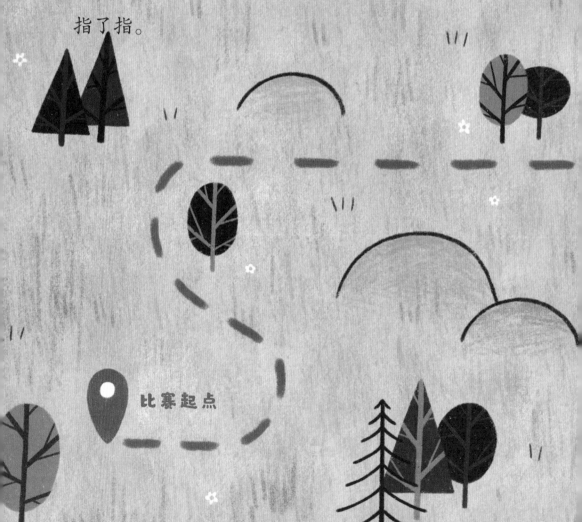

比赛起点

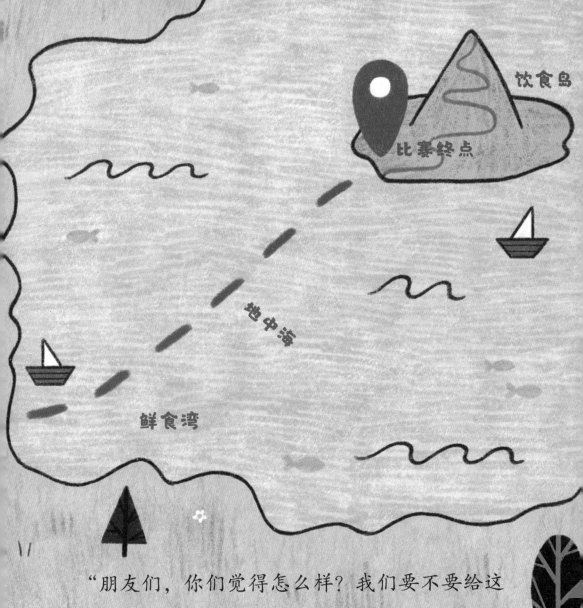

饮食岛

比赛终点

地中海

鲜食湾

　　"朋友们，你们觉得怎么样？我们要不要给这个看起来自以为是的老头儿一点儿教训？"埃德蒙德悄悄问他的两位朋友。

　　"当然要啦！他真的很烦人！"奥内拉回答道。

　　比安卡也叫道："比就比，难道我们还会输给他吗？"

"很好，那么请各位跟着我，我们需要走五十多千米，并且要穿过地中海。对你们这些年轻人来说，这肯定是小事一桩！不过我这只老乌龟肯定要累坏咯！"维多鲁格故意说着激将的话。

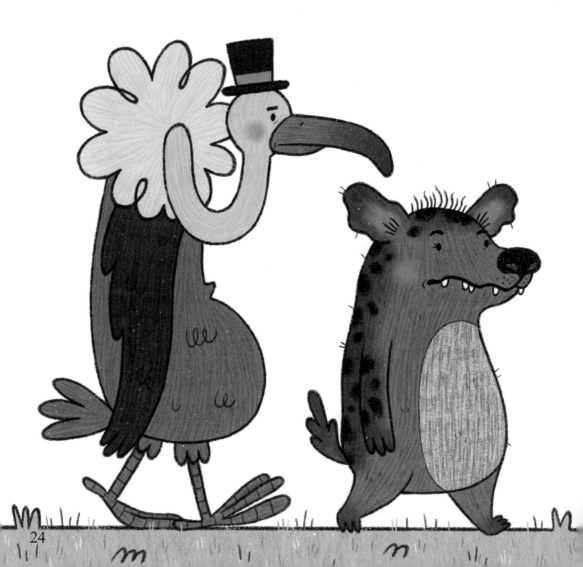

三只年轻的小动物相互看了看，脸上的笑容渐渐消失，他们感觉不该就这么轻易地接受维多鲁格的挑战，可是已经太晚了，骄傲让他们没法改口。

　　旅程就这样开始了，四只小动物慢悠悠地出发了。

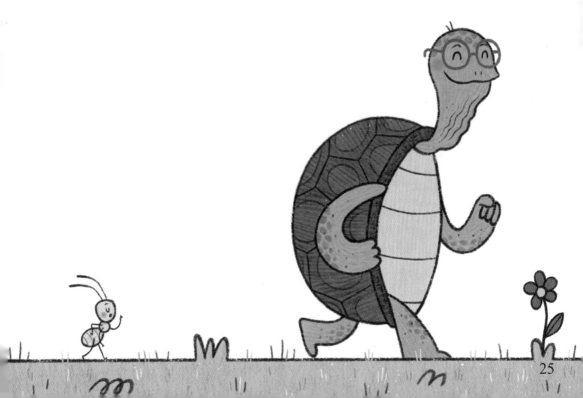

走了几千米后，埃德蒙德、奥内拉和比安卡已经累得快要没力气了。但是维多鲁格还在缓慢而坚定地走着，他好像一点儿也不觉得累。

"我们休息一会儿吧……"比安卡说，"不是因为我想休息，我主要是为你考虑，毕竟你已经这么老了！"

"谢谢你，我的白蚁小朋友。但别担心，我觉得我还能走几步。"维多鲁格边走边回答，根本没有停下脚步。

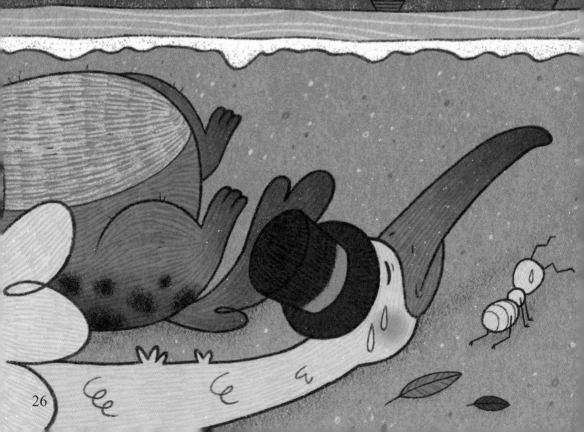

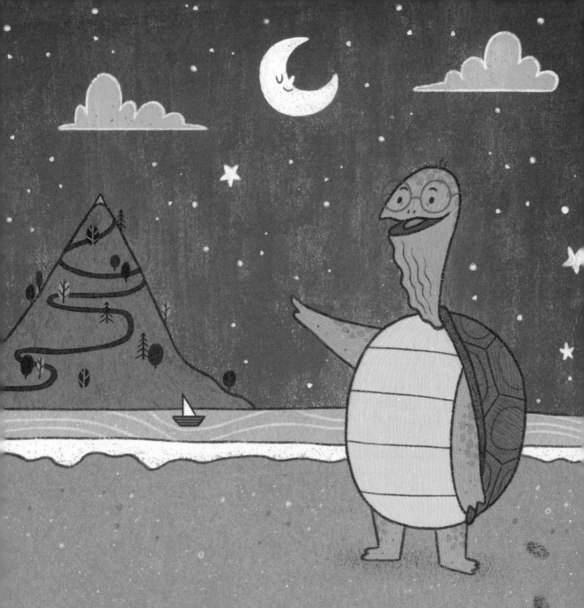

　　然而，乌龟说的"几步"最后变成了整整一天的
徒步，他们一直朝着鲜食湾前进。

　　埃德蒙德、奥内拉和比安卡最终精疲力尽，倒在
了海边。相反，那只老乌龟看起来很轻松。

"加油，朋友们！现在咱们来泡泡海水浴吧！埃德蒙德可以飞过去，你们马上就会恢复体力的！"维多鲁格轻轻拍了拍奥内拉的肩膀说道。

"继续前进吧，金字塔在前面等着我们！"他宣布完，像一名灵活的跳水运动员，一下子跃入了水中。

"我们怎么办，朋友们？"埃德蒙德从沙子里抬起自己的脑袋。

"嗯……我觉得我们没什么好办法，只能继续跟着他走。"奥内拉无奈地叹息道。

"我真的没有力气了，我就在这里停下来吧。"比安卡已经累得连说话的力气都没有了。

"你们怎么了，改变主意了吗？"乌龟一边游一边大声喊道。

三位朋友相互看了看，决定认输："好了，够了！我们认输，你赢了！"他们一起举起手投降。

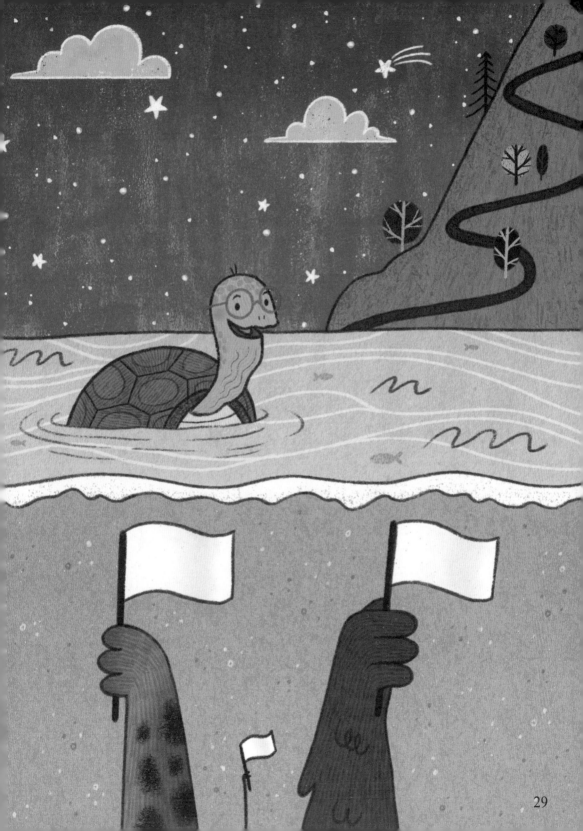

维多鲁格满意地笑了。不过，他并不是因为赢得比赛高兴，他并不想嘲笑这三个疲惫不堪的小朋友。

"我希望你们最后努力一下。到这艘船上来，我从后面推你们，你们只需要选出一个人来负责掌舵控制方向——我们还是要去那座岛上哦！"

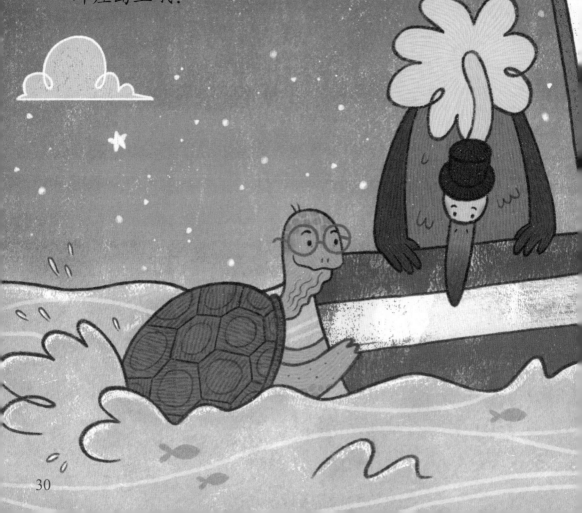

"但是……我们都坐在船上，你能推得动我们吗？"埃德蒙德担忧地问道。

"嗯，你们是有点儿超重，而且船还是由厚木板制成的。不过请你们放心，虽然我年纪大了，但我的关节很健康！"乌龟笑着安慰他们。

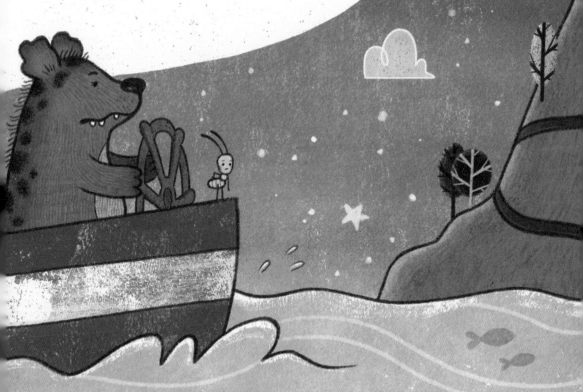

他们和鱼群一起穿过了地中海，很快，小动物们来到了饮食岛。

"伙计们，这只老乌龟真的很健康，不像我们！我站起来的时候都看不见自己的腿，因为我的肚子太大了……"以前，埃德蒙德一直为自己的大肚子感到骄傲，这是他第一次觉得肚子上的赘肉那么碍眼。

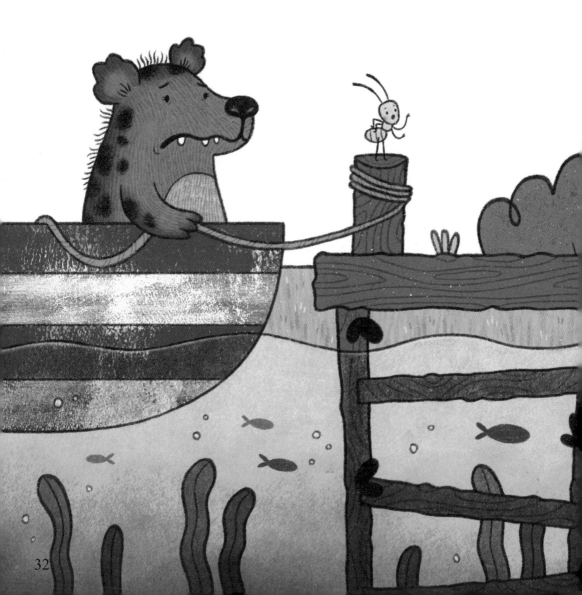

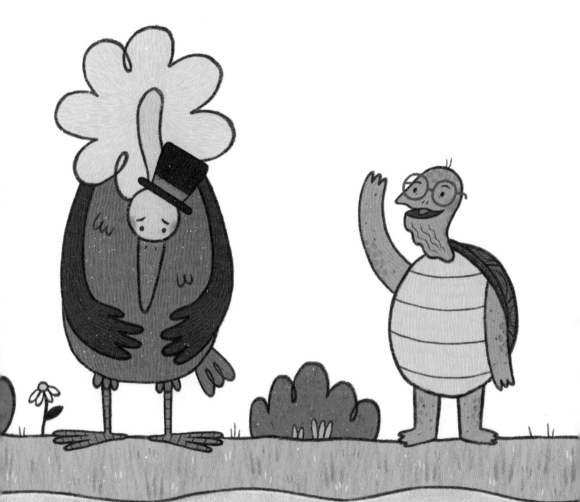

"是啊，他可能已经有八十岁了，但是他的身体
比我们年轻很多……"奥内拉的脸都羞红了。

"而且他不像我一样喜欢吃很多零食，所以他没
有消化系统的问题，我也应该少吃些零食。"比安卡说。

"我们很快就要到饮食岛啦！"维多鲁格在船的
后面欢呼着。

三只小动物下了船，然后与乌龟维多鲁
格一起走上了一条狭窄的山间小道。

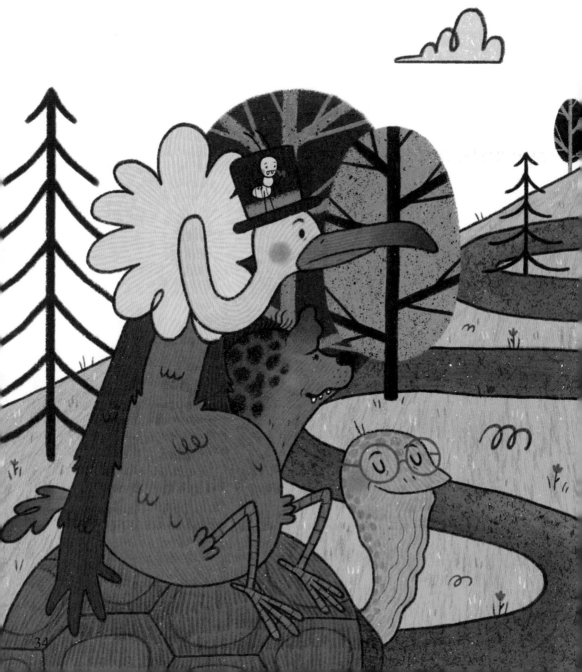

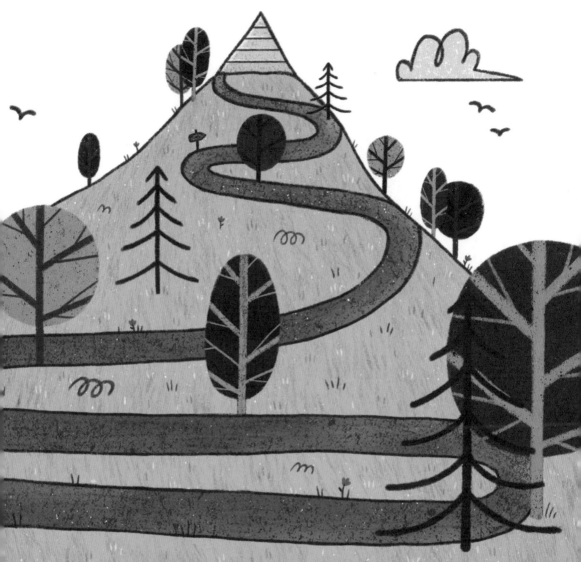

　　三只小动物已经没有体力爬到山顶了。好在维多鲁格可以把他们背在背上走。就这样，他们终于到达了目的地。

　　他们面前的山峰，看起来真的很像一座金字塔，没错，这就是饮食金字塔！

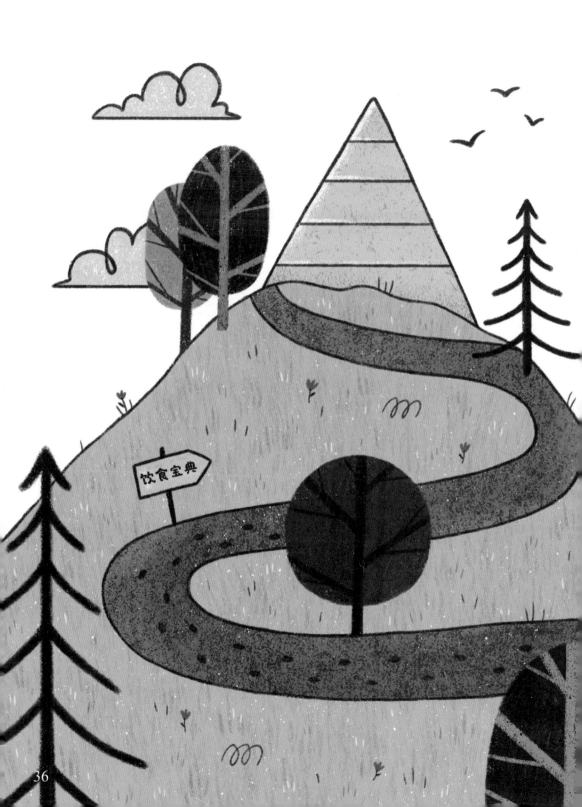

"现在怎么办？"比安卡有点儿困惑，"我们为了看这个尖尖的东西走了这么远？我以为这里至少会有个商店，可以让我买个桃花三明治或者柚子冰激凌之类的东西！"

"如果你还想着乱吃东西，我们就再也不管你了！"奥内拉笑嘻嘻地说道。

"你还好意思说我呢！你不也总是吃个不停！还有，别像山羊一样，吃那么多盐，这会让你的血压越来越高的！"小白蚁生气地反驳道。

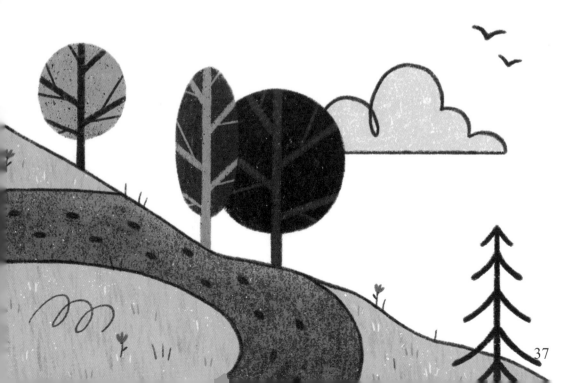

　　"你们觉得怎么样，是不是非常震撼？我第一次来到这个地方的时候就有这种感觉。"维多鲁格微笑着说。

　　"我说不好……这到底是什么？"奥内拉有些害羞地问。

　　"这显然是个金字塔呀！"维多鲁格回答道。

　　"我知道，但我不明白它到底是用来做什么的。"比安卡若有所思地说。

　　"也许不该问'它有什么用'，而应该问'如何阅读它'。"智慧的老乌龟说道。他停顿了一下，等三只小动物都安静下来的时候，继续说道："朋友们，为了保持健康，我们必须遵循一些饮食原则，其中就包括良好的饮食习惯。"

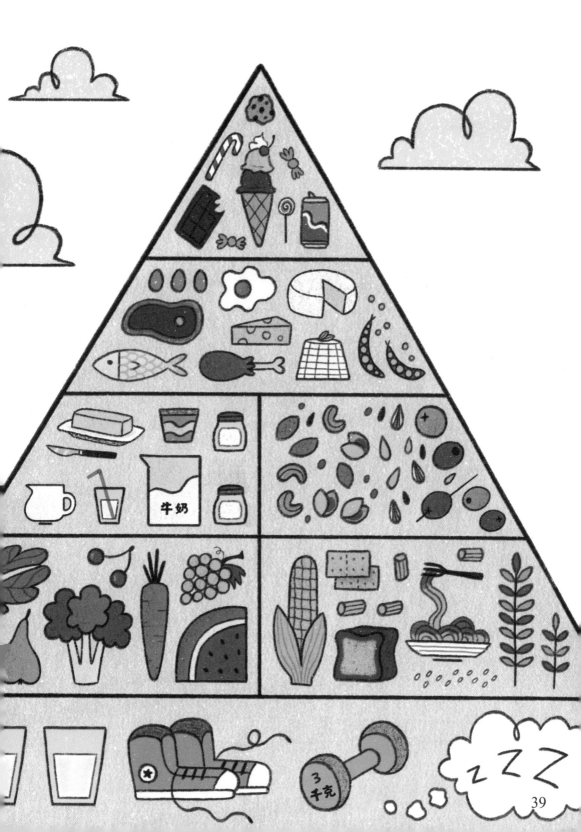

牛奶

3千克

ZZZ

这座金字塔，我们一般称它为"饮食金字塔"，是由一位营养学家在很多年前提出的。

经过研究，营养学家发现正确的饮食搭配和健康的生活方式能够让人们过上更健康、更幸福的生活。他还发现，地中海风格的饮食[①]非常符合健康的标准，但需要适度控制食物的量。他注意到那不勒斯贫困家庭的人们，摄入较少脂肪，但他们比很多当地富裕家庭的人们更长寿。

健康的饮食习惯，需要注意不同食物之间的搭配，而这座金字塔清晰地列出了常见食材的推荐摄入量。

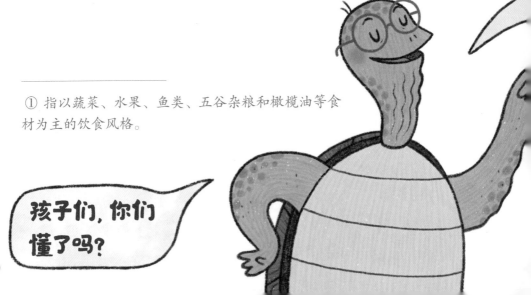

① 指以蔬菜、水果、鱼类、五谷杂粮和橄榄油等食材为主的饮食风格。

孩子们，你们懂了吗？

"看这里，"维多鲁格继续说道，"金字塔的最下面一层包含适当的运动量、充足的睡眠和水分摄入，这是我们健康的基础。金字塔中部，这些是我们应该经常吃的食物；而金字塔顶端的东西，我们最好只偶尔吃，因为摄入太多这些东西对我们的身体不太好。"

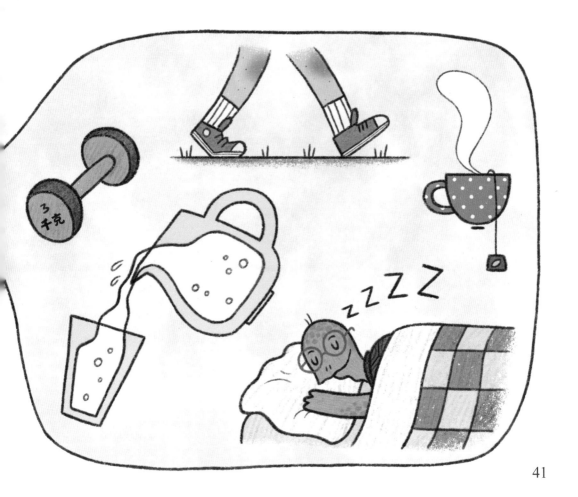

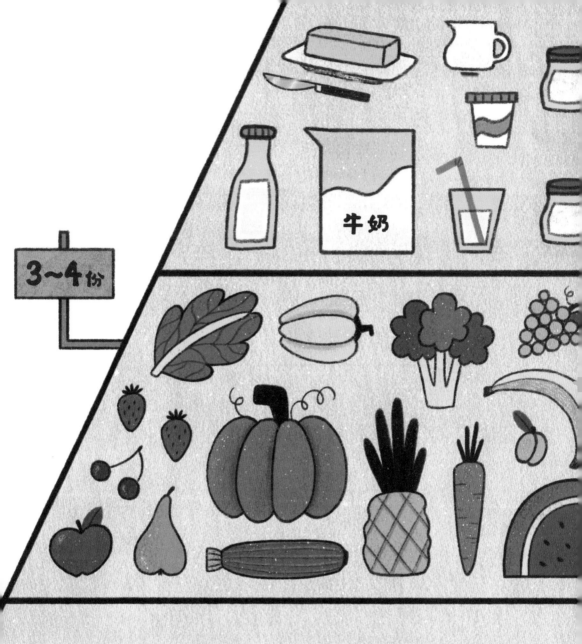

"从下往上看，中间这层有水果、蔬菜，还有谷物，我们应该大量摄取这些食物，每天可以摄入 3~4 份。"

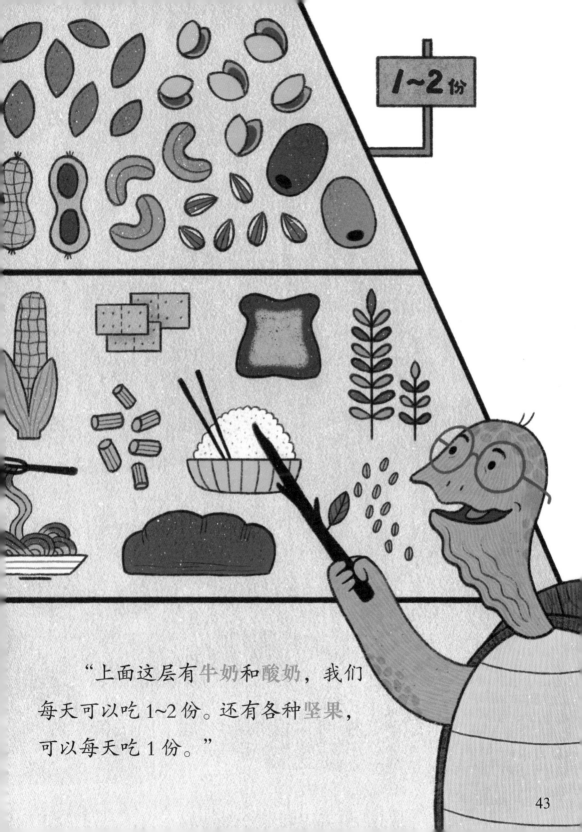

"上面这层有牛奶和酸奶，我们
每天可以吃1~2份。还有各种坚果，
可以每天吃1份。"

"再上面一层是豆类，我们应该每周吃 4~5 次。鱼类食材，火约每周吃 3 次。如果吃红肉类食材，则最好选择瘦肉。再往上是奶酪，每周建议吃 2 次。"

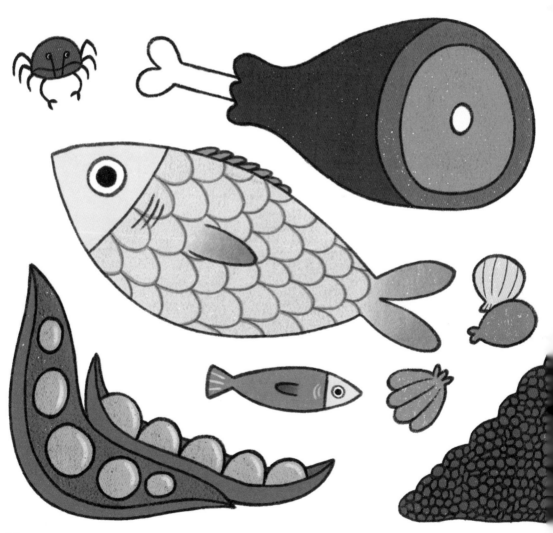

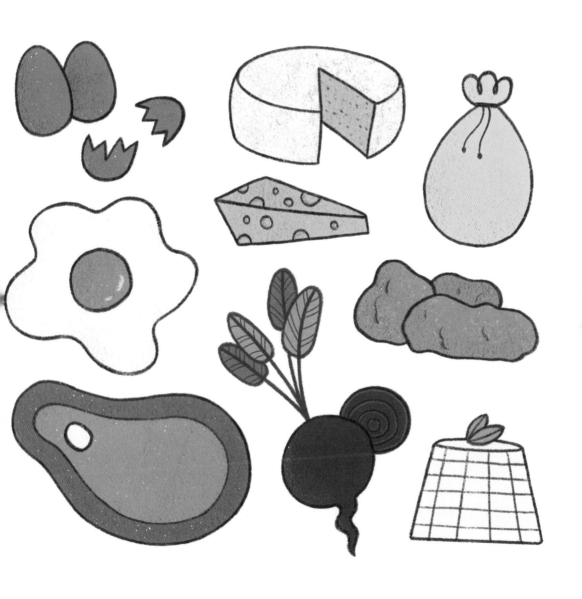

　　"再往上呢？"好学的比安卡问道。

　　"再往上是每周大约要吃 1 次的食物，有鸡蛋和'块茎类食物'，如土豆、白萝卜、胡萝卜、甜菜根、姜等。"维多鲁格回答道。

　　"金字塔的顶端有什么呢？哪些东西是要严格控制摄入量的呢？"这是奥内拉的问题，她显然是这几个小动物里最贪吃的一个，一想到以后不能再痛痛快快地吃她心爱的糖果，她就觉得有点儿难过。

　　"金字塔顶端有炸薯条、冰激凌、精制糕点、含糖饮料等。摄入太多的脂肪和糖会对身体造成负担，所以最好避免。相信我，这种金字塔饮食习惯执行起来会比看起来要简单得多。对我们每个人来说，健康的饮食和生活都是非常重要的事情！"维多鲁格张开双臂，认真地总结道。

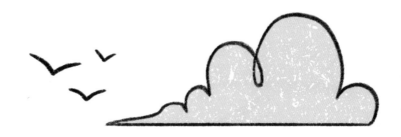

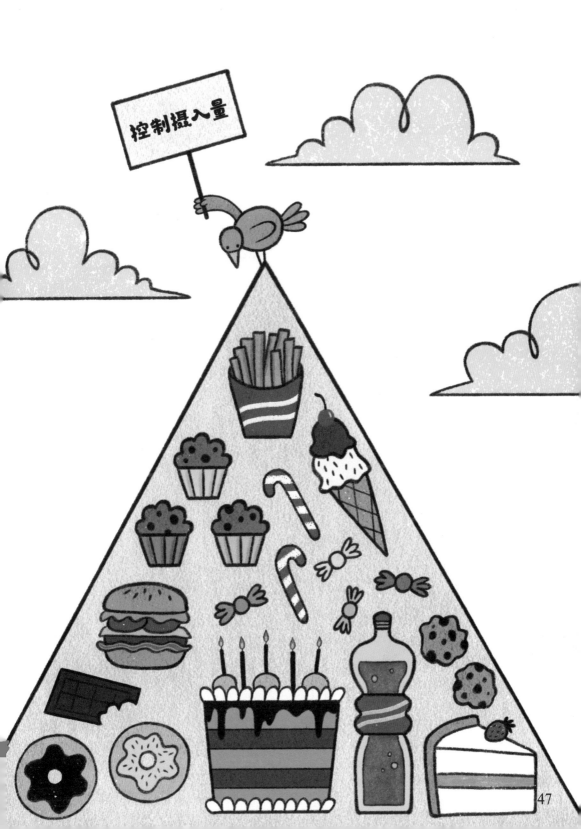

控制摄入量

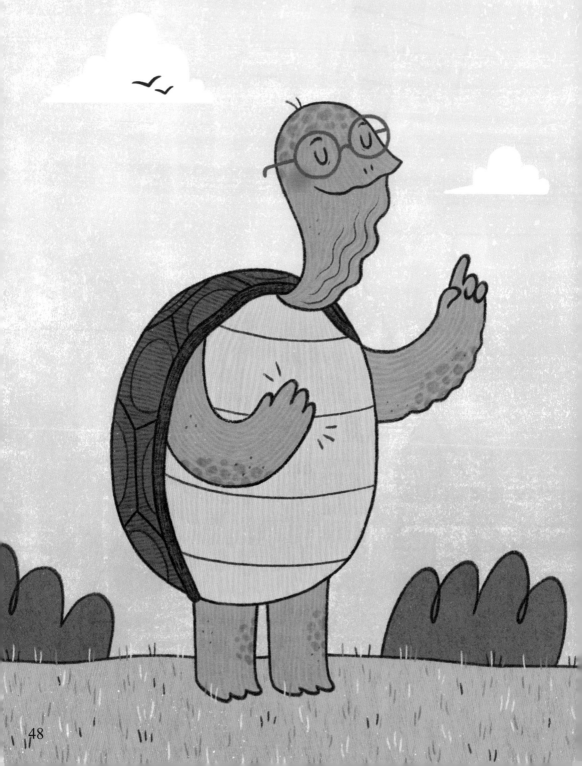

"那我们以后就不能再去吃炸鸡了吗？"小白蚁比安卡祈祷着，希望可以得到一个肯定的答案。

"嗯，可以偶尔吃一次嘛！吃喜欢的东西也是给自己的一点儿奖励！不过一定要控制好量哦。"维多鲁格微笑着说。

"哦，太好了！"比安卡兴奋地说，感动得快要哭出来。

"还有最后一件非常重要的事。这么多年来，饮食金字塔被科学家们修改过很多次了。你们现在看到的饮食金字塔被称为'跨文化食物金字塔'，因为它考虑了世界上很多国家的健康食物。这样，按照饮食金字塔吃饭的小动物们都可以生活得更快乐、更幸福[1]。

"饮食金字塔对我们来说是一笔宝贵的财富，亲爱的小动物们，你们要永远记住这一点哦！正如你们所见，只要好好遵守这种饮食习惯，像我这样的老乌龟也可以活得非常健康！"维多鲁格微笑着说。

---

[1] 根据《中国居民膳食指南2022》中的"中国居民平衡膳食宝塔（2022）"，每人每日应摄入的水是1500~1700毫升，谷类200~300克，蔬菜类300~500克，动物性食物120~200克，奶及奶制品300~500克，油25~30克，盐则应少于5克。

"我从明天开始一定好好吃饭！不再贪吃，说话算数！"白蚁比安卡郑重地说道。

"那么，朋友们，我要告辞了。记住，时刻关爱自己的身体，因为它是你们最好的伙伴！"维多鲁格说着，有点不舍地举起一只手向朋友们告别。

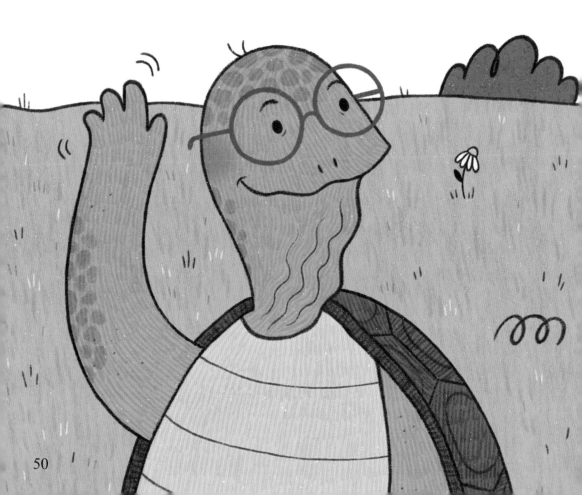

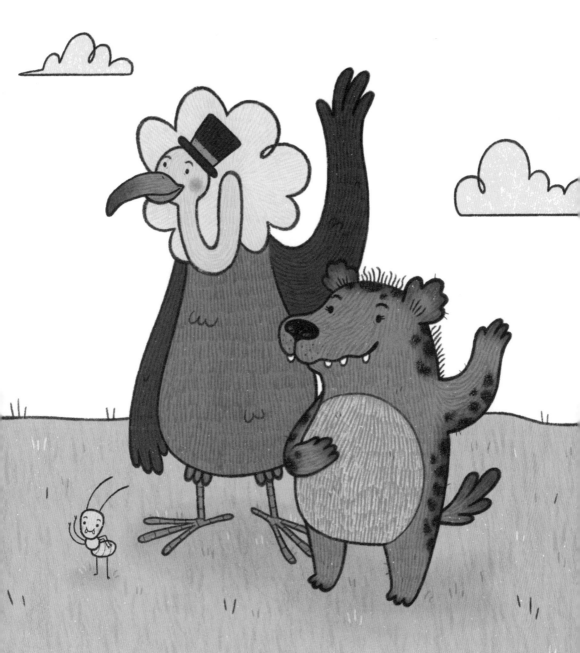

　　告别睿智的老乌龟后，三位朋友离开了饮食金字塔，再次踏上旅途。

"奥内拉……"白蚁小声呼唤着斑鬣狗。

"比安卡,怎么了?"

"你还有没有零食啊?我饿得快要看不见路了!"小白蚁说完,努力地将脚拢了拢,希望能打动她的伙伴。

"亲爱的朋友,你没有认真听维多鲁格老先生说的话吗?"奥内拉伸开双臂说,"别再想着那些不健康的食物啦!快走吧!"

埃德蒙德站在一旁,看着这一切,随后,三位好朋友一起大笑起来。

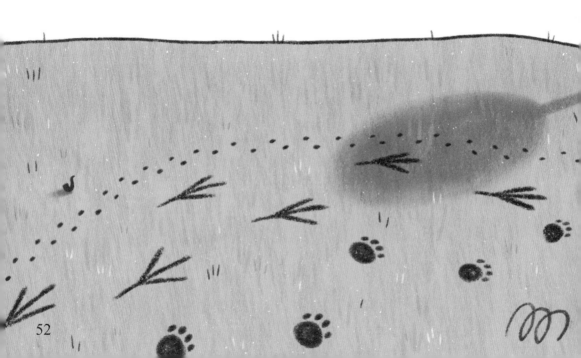

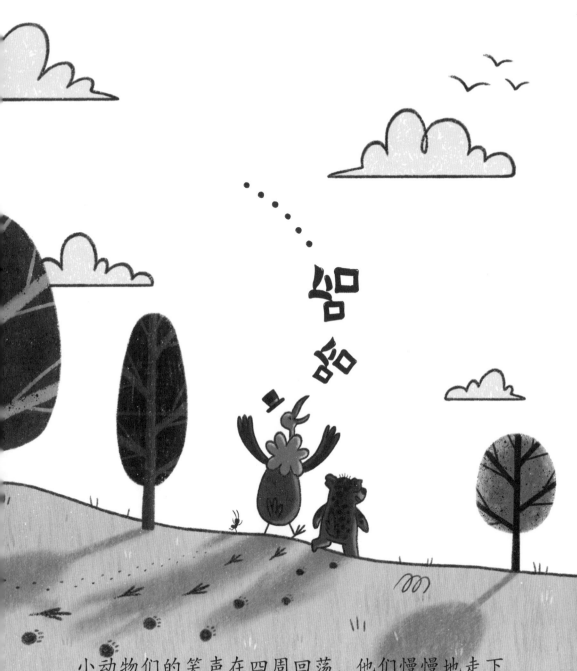

　　小动物们的笑声在四周回荡，他们慢慢地走下了山。显而易见，他们的下一段冒险将会是寻找健康又幸福的生活。

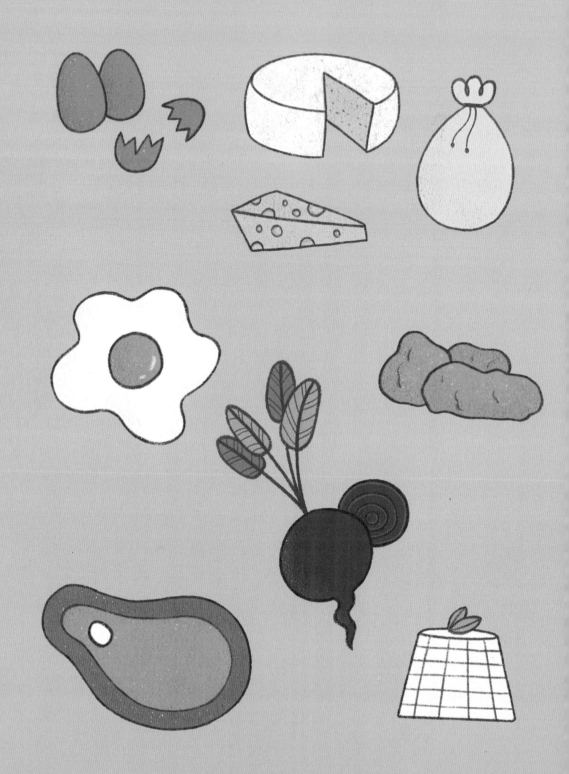